DES EXERCICES À LA MAISON POUR PERDRE DU POIDS

AUGMENTER SA MASSE MUSCULAIRE, TONIFIER SES ABDOMINAUX, BICEPS, TRICEPS ET FESSES, ENTRAÎNEMENT POUR FEMMES ET HOMMES

Jessy M. Brown

Première édition

Table des matières

Introduction

C'est un fait de la vie moderne que la plupart des gens ne font pas assez d'exercice.

Cette situation, conjuguée à une alimentation riche en sucre et en fast-food riche en graisses, a entraîné une vague de surpoids et d'obésité dans la plupart des pays occidentaux, un raz-de-marée qui devient de plus en plus difficile à inverser.

Le problème est que, pour la plupart des gens, c'est trop facile et pratique de ne pas faire d'exercice.

Si vous avez besoin de l'essentiel de la vie quotidienne - même s'il ne s'agit que d'un carton de lait ou d'une miche de pain - il est plus rapide et plus pratique de monter dans la voiture et de vous rendre au magasin en voiture que de marcher.

Si vous devez atteindre le troisième ou le quatrième étage lorsque vous vous rendez au bureau, il est plus facile (mais pas toujours plus rapide) de prendre l'ascenseur plutôt que l'escalier.

Cependant, beaucoup de gens sont prêts à payer des centaines ou même des milliers de dollars chaque année pour être membre d'un gymnase ou d'un club de conditionnement physique à la mode afin de rester en forme.

Cela n'a pas beaucoup de sens, alors ce livre est là pour vous dire qu'il n'est pas nécessaire qu'il en soit ainsi.

Je vais vous apprendre à mettre votre argent dans votre poche et à faire de l'exercice d'une façon naturelle, d'une façon que vous ne réalisez même pas.

L'humanité a survécu pendant des milliers d'années avant que quelqu'un n'ait eu l'idée de "faire de l'exercice dans le gymnase".

Bien sûr, l'espérance de vie de l'homme moderne a considérablement augmenté au cours des deux derniers siècles, mais je soupçonne que cela n'a rien à voir avec la prolifération des gymnases de luxe et des gymnases coûteux.

La bonne nouvelle, c'est que l'exercice peut se faire naturellement tous les jours. Avec un peu de réflexion, il n'est pas

difficile de penser à de nombreuses
occasions de faire de l'exercice sans avoir
à dépenser l'argent gagné en frais de
gymnase.

Commençons par voir pourquoi
l'exercice est si important dans la vie
moderne.

Pourquoi l'exercice est-il si important ?

Pour la plupart des gens, boire ou faire de l'exercice a tendance à être réactif.

C'est-à-dire qu'il doit se passer quelque chose dans votre vie qui vous force à réévaluer ce que vous faites. Il se passe quelque chose qui leur fait réaliser qu'ils ont besoin de plus d'exercice pour changer les choses qui ne vont pas dans leur vie.

Par exemple, de nombreuses personnes en arrivent à un point de leur vie où elles reconnaissent enfin ce qu'elles savent depuis longtemps, à savoir qu'elles sont en surpoids ou obèses. Peut-être plus important encore, après avoir finalement accepté que leur poids est vraiment un problème, ils prennent la décision consciente de faire quelque chose à ce sujet. Par conséquent, ils font un régime de perte de poids d'une certaine description et, pour la plupart des gens, l'exercice fait partie du processus de perte de poids.

Le plus triste, c'est que si ces personnes obèses ou en surpoids avaient régulé leur apport calorique et fait régulièrement de l'exercice auparavant, elles n'auraient jamais atteint l'état qui exige une action aussi radicale.

D'autres peuvent décider de commencer à faire de l'exercice pour ralentir le processus de vieillissement, souvent à un moment de leur vie où ils comprennent enfin que l'arrivée de la mort du faucheur est beaucoup plus proche qu'ils ne l'avaient imaginé.

C'est une bonne chose, mais c'est aussi un cas classique "mieux vaut tard que jamais". Le fait est que si les gens qui font de l'exercice tard dans la vie ne l'avaient fait que vingt ou trente ans auparavant, leurs efforts pour retarder l'inévitable auraient été plus efficaces.

C'est le point sur l'exercice que beaucoup de gens ignorent. L'exercice ne devrait pas être quelque chose qui se fait de façon réactive, au point où il doit être fait pour tenter d'inverser quelque chose qui s'est déjà produit.

L'exercice devrait être considéré comme une mesure proactive que tout le monde peut se permettre comme l'une des meilleures mesures préventives qu'il puisse prendre.

Une activité physique accrue augmentera votre fréquence cardiaque et renforcera tous les muscles de votre corps. Le cœur n'est qu'un seul muscle et tous les muscles sont renforcés plus ils sont sollicités.

Cette augmentation de l'activité cardiaque qui en résulte accélérera automatiquement la circulation sanguine dans votre corps, ce qui à son tour fournira plus d'oxygène et de nutriments à tous vos organes.

L'exercice régulier aide à augmenter la capacité des poumons à absorber et à utiliser l'oxygène, est efficace pour réduire la graisse corporelle et abaisse les niveaux de sucre et de "mauvais" cholestérol dans le sang.

Un programme d'exercice régulier (s'il

est commencé assez tôt) peut aussi aider à retarder le processus inévitable du vieillissement.

L'exercice renforcera le corps, le rendant plus résistant aux maladies et aux blessures.

Faire de l'exercice régulièrement améliore également votre qualité de vie en général. Vous vous sentez mieux physiquement et mentalement.

Il vous permet de profiter de tout ce que vous faites beaucoup plus qu'auparavant, parce que vous avez augmenté votre énergie et votre vitalité et cela vous permet de vous impliquer davantage dans tout ce qui se passe.

Ce sont tous des avantages dont vous

pouvez profiter en commençant tout simplement à faire de l'exercice dès maintenant, plutôt que d'attendre d'en avoir " besoin " pour une raison ou une autre.

Alors, est-ce que je préconise de m'inscrire dans l'un des "clubs de fitness de luxe" mentionnés ci-dessus ou de m'inscrire (et de payer pour cela) dans un gymnase coûteux ? Absolument pas !

Il y a des douzaines d'occasions de faire de l'exercice au cours d'une journée normale, et il s'agit simplement de prendre les bonnes décisions, comme vous allez le voir.

Dans certaines parties du monde, l'exercice fait naturellement partie de la vie, parce que les gens n'ont tout simplement pas les mêmes choix que ceux qui vivent dans les pays riches de l'Ouest.

Par exemple, ils ne mangent pas de hamburgers ou de croustilles tous les deux jours, parce qu'il n'y a pas de fast food dans le centre commercial local (en fait, il n'y a pas de centre commercial local).

Ils ne montent pas dans la voiture pour aller partout, parce qu'ils n'ont pas de voiture, et comme il n'y a pas de bus, ils vont partout.

Ces personnes sont forcées d'adopter un mode de vie qui, à bien des égards, est plus sain que celui auquel la plupart des habitants des pays occidentaux développés sont habitués parce qu'ils n'ont pas d'autre choix.

Vous avez le choix, et c'est à vous de choisir de vivre d'une manière qui soit bénéfique pour vous et votre santé, plutôt que de la nuire.

Une partie de ce choix est de faire de l'exercice régulièrement, et plus tôt vous commencez à travailler votre corps un peu plus que vous ne le faites maintenant, mieux ce sera.

> ## *Quelques précautions*

L'exercice est bon pour vous, mais vous devez vous assurer que vous êtes en mesure de faire face à tout ce que vous prévoyez de faire avant de commencer.

Surtout si vous n'avez pas fait d'exercice régulièrement depuis un certain temps, il est logique d'obtenir un examen physique complet avant de commencer tout régime d'exercice.

Dites à votre médecin pourquoi vous passez l'examen et ce que vous prévoyez faire, car vous pourriez avoir des conseils ou des suggestions pour vous aider à simplifier vos plans.

Comprenez aussi que la plupart des gens qui n'ont pas fait d'exercice depuis un certain temps devraient commencer lentement, peu importe la forme d'exercice qu'ils prévoient suivre.

Essayer d'en faire trop, trop vite pourrait être potentiellement plus nocif que de ne rien faire du tout, car le stress que vous exercez sur votre corps peut être trop important. Le risque de blessure ou pire encore est beaucoup plus grand si vous essayez de faire les choses trop rapidement.

Une autre chose que vous devriez faire avant de commencer tout régime d'exercice est de reconnaître et d'accepter votre âge et votre condition physique générale.

Bien que nous aimons tous croire que nous pouvons encore faire des choses que nous pourrions faire à l'adolescence et dans la vingtaine, lorsque vous arrivez à la deuxième moitié de votre vie, la vérité est que vous ne pouvez tout simplement pas faire ce que vous pourriez à un moment donné.

Acceptez-le et essayez d'éviter de le voir comme un défi à relever. Cela vous amènera probablement à essayer d'en faire trop, et encore une fois, cela peut augmenter considérablement le risque de blessure.

Les blessures sont l'une des façons les plus sûres d'arrêter votre programme d'exercices à sec, donc le plus grand risque inhérent à en faire trop, trop tôt, n'en vaut pas la peine.

Marcher est la première chose que vous devriez faire

Quand avez-vous marché pour la dernière fois ?

Je ne parle pas de randonnées en montagne et de promenades dans des vallées profondes. Je ne parle pas des marches sur route non plus.

Pensez-y. Quand avez-vous fait l'effort de marcher pour la dernière fois, au lieu de sauter dans la voiture ou dans le métro ?

La marche est l'une des formes les plus faciles et les plus efficaces d'exercice aérobique (exercice qui augmente la fréquence cardiaque et donc la circulation sanguine) qui existe et qui est accessible à tous sans frais.

En fait, marcher vous fera économiser de l'argent et vous aidera à protéger le monde dans lequel nous vivons.

Il permet d'économiser de l'argent sur votre facture d'essence et de réduire la quantité de polluants générés par la voiture qui sont rejetés dans l'atmosphère que nous respirons tous, par exemple.

La marche régulière aide à réduire le risque de maladie cardiaque, d'ostéoporose et de certains types de cancer, ainsi qu'à réduire la graisse corporelle et la tension artérielle. Contrairement à de nombreuses autres formes d'exercice (p. ex., le jogging), la marche a peu d'impact et d'intensité, de sorte que le risque de blessure est également réduit au minimum.

Si vous marchez quelques kilomètres jusqu'au magasin au lieu de prendre l'autobus ou le métro, alors vous vous rendez service et économisez un dollar ou deux dans votre poche.

Marcher est quelque chose que vous pouvez faire n'importe quand, n'importe où et à un coût absolument nul. Tout ce dont vous avez besoin est une paire de chaussures confortables, de préférence avec des semelles rembourrées pour protéger vos pieds et le dessus en cuir (ou autres matériaux naturels comme la toile) qui vous permettra de respirer.

De nombreuses chaussures de sport modernes sont entièrement fabriquées en matériaux synthétiques (généralement en plastique) et leur port entraîne donc une accumulation malsaine de sueur. Ceci peut mener à des conditions fongiques telles que le pied d'un athlète, et avoir une telle condition réduirait sérieusement votre programme d'exercice, donc porter les bonnes chaussures dès le début est extrêmement important.

Vous pensez peut-être que vous n'avez pas le temps ou la chance de marcher ? Laissez-moi vous dire que ce n'est qu'une excuse.

Chacun a la possibilité de marcher s'il est prêt à faire de petits ajustements dans sa façon de vivre au quotidien.

Par exemple, si vous prenez le transport en commun tous les jours pour vous rendre au travail - le métro ou l'autobus - pourquoi ne pas descendre quelques arrêts plus tôt et marcher dans la rue ?

le reste du chemin ? Vous ajouterez cinq minutes à votre temps de déplacement, mais si cela peut ajouter quelques années de plus à votre vie, ne considéreriez-vous pas cela comme une compensation raisonnable ?

Avez-vous déjà pensé à emmener vos enfants à l'école, au lieu de les empiler à l'arrière du camion et de les conduire au kilomètre que vous faites ? Non seulement la marche serait bonne pour vous, mais elle enseigne aussi à vos enfants de bonnes habitudes dès leur plus jeune âge, et des recherches indiquent que les enfants à qui on enseigne que la marche est une bonne idée lorsqu'ils sont jeunes ont tendance à continuer à le faire tout au long de leur vie.

Vous protégez votre propre santé et celle de vos enfants pendant des années en ne modifiant que légèrement votre routine quotidienne.

Et si on promenait le chien le matin et encore une fois, dernière chose le soir ?

Tu n'as pas de chien ? Vous n'avez pas besoin d'un chien de race, alors allez au centre local de sauvetage canin ou à l'abri et trouvez un nouvel ami à quatre pattes.

Marcher le chien de cette façon peut signifier se lever dix minutes plus tôt, mais, comme je l'ai dit plus tôt, n'est-ce pas là une compensation raisonnable pour quelques années de plus ?

Parfois, peu importe vos bonnes intentions, vous devrez utiliser la voiture. Si, par exemple, vous travaillez dans un endroit éloigné sans transport en commun adéquat, ou si vous devez vous rendre au centre commercial local pour magasiner une semaine complète, vous n'avez probablement d'autre choix que de conduire.

Dans cette situation, que se passe-t-il si vous garez votre voiture sur le parking au point le plus éloigné de votre destination et que vous marchez quelques centaines de mètres ?

Si vous magasinez, vous allez pousser un chariot avec toutes vos provisions du magasin à votre voiture, ce qui ajoute un peu plus d'effort (c.-à-d. de l'exercice) à ce que vous faites, et si vous travaillez, alors vous ne porterez rien de lourd chaque jour, donc il n'y a aucune excuse pour ne pas le faire !

Combien de temps dois-je marcher ?

La réponse à cette question est : plus vous marchez, mieux c'est et plus votre santé en bénéficiera.

Au début, au moins, allez-y doucement avec de courtes promenades de dix minutes. Commencez chaque marche relativement lentement et en douceur, en accélérant au milieu, et terminez par un bref "refroidissement" lorsque vous allez faire une promenade.

Augmentez graduellement (mais pas trop graduellement) jusqu'à marcher au moins 30 minutes par jour au moins cinq fois par semaine, bien qu'il ne soit pas nécessaire de faire de l'exercice pendant

les trente minutes complètes de la séance.
Trois de dix minutes

La marche, par exemple, serait tout aussi efficace, donc si elle s'intègre mieux à votre routine quotidienne, alors c'est la bonne façon de procéder.

Cependant, vous devriez aussi garder à l'esprit que trente minutes par jour, cinq fois par semaine, est le temps minimum que vous devriez consacrer à la marche, et non votre but ultime. Si vous pouvez conduire une heure par jour, c'est encore mieux !

Si vous êtes sérieux au sujet de vos promenades (et rappelez-vous que nous parlons de votre santé et de votre bien-être, alors vous devriez le faire), vous voudrez peut-être investir dans un podomètre qui vous permettra de compter le nombre de pas que vous faites chaque jour.

Utilisez-le pour établir le nombre de pas que vous faites au cours d'une journée normale, puis essayez d'augmenter ce nombre d'au moins 2 000 pas de plus comme objectif initial.

À un rythme rapide, cela représente quelques milles de plus par jour, donc c'est un bon début, mais cela devrait être considéré comme un début seulement. Essayez d'augmenter ce chiffre autant que vous le pouvez et votre santé bénéficiera inévitablement de vos efforts.

Il est naturel qu'il y ait des moments où vous êtes moins motivé que les autres pour faire votre promenade. C'est à ce moment-là que le fait d'avoir un chien avec qui faire de l'exercice peut être une

grande source de motivation, ou le fait
d'emmener les enfants faire une
promenade aurait un but similaire.

Sinon, la marche peut aussi être une
forme d'exercice très sociable, alors qu'en
est-il si vous essayez de réunir un groupe
d'amis ou de collègues de travail pour
aller faire une promenade ensemble ?

Certaines de ces personnes paient
probablement des centaines de dollars en
frais d'adhésion au gym en ce moment, et
si vous pouvez leur montrer comment ils
peuvent obtenir exactement les mêmes
avantages d'exercice gratuitement, alors
ils sont plus que susceptibles d'accepter
votre défi.

Escaliers : Tout ce dont vous avez besoin

Oublie l'ascenseur !

De nombreuses personnes, en particulier celles qui vivent dans des villes encombrées, travaillent dans des tours à bureaux. Ils utilisent l'ascenseur tous les jours de leur vie pour se rendre du rez-de-chaussée à l'étage où se trouve leur bureau.

D'autres utilisent des ascenseurs dans les grands magasins, les tours d'appartements, etc.

Oubliez l'ascenseur et prenez les escaliers, parce que monter les escaliers est l'une des formes les plus efficaces d'exercice aérobique que vous pouvez faire.

C'est ce qu'a clairement démontré une étude britannique menée il y a une dizaine d'années, lorsque des chercheurs ont découvert que pour les personnes modérément sédentaires, il suffit de quelques minutes par jour pour améliorer leur santé cardiovasculaire en montant les escaliers.

Cette étude était particulièrement intéressante parce qu'elle appuyait l'idée que le fait de prendre plusieurs jets d'exercice courts chaque jour fera une différence significative dans votre santé (d'où l'idée que vous pouvez marcher dix minutes par jour trois fois, plutôt qu'une seule séance de trente minutes).

L'étude a demandé à 20 femmes d'âge collégial vivant une vie relativement sédentaire de gravir 200 marches en moins de deux minutes et demie.

Selon les chercheurs qui ont mené l'étude, il s'agissait d'un rythme "rapide mais confortable", mais la première fois qu'ils l'ont fait, il a permis de déclencher le rythme cardiaque des sujets testés jusqu'à environ 90% du rythme cardiaque maximum attendu.

Malgré cela, les sujets testés sont passés d'une promotion par jour pendant la première semaine à six par jour pendant les sixième et septième semaines.

Par conséquent, les sujets devaient monter les escaliers pendant environ treize minutes et demie par jour à la fin du test, ce qui (si le point n'est pas clair) représente moins d'un quart d'heure raisonnablement rigoureux d'exercice par jour.

À la fin de ce programme d'exercices relativement modeste (et entièrement gratuit), les femmes testées étaient beaucoup mieux préparées qu'auparavant. Tous les indicateurs se sont considérablement améliorés. Leur rythme cardiaque immédiatement après l'ascension s'était sensiblement ralenti et leur respiration s'était également ralentie, indiquant qu'ils avaient besoin de moins d'oxygène pour " nourrir " leurs efforts.

D'autre part, leur taux de HDL a augmenté, ce qui est bien, car les lipoprotéines de haute densité sont aussi parfois appelées " bon " cholestérol. Des taux élevés de HDL dans le sang semblent jouer un rôle dans la réduction du risque de crise cardiaque, alors que des taux faibles semblent faire le contraire en augmentant le risque de maladie cardiaque.

Il est clair à quel point il peut être efficace de monter les escaliers comme exercice, et encore plus si vous montez les escaliers par deux.

Cela augmente considérablement le travail que les muscles des jambes ont à faire, et cela augmente en soi les effets aérobiques de votre exercice à un degré remarquable.

Tout cela prouve une chose.

Vous n'avez pas besoin de faire de l'exercice pendant des heures pour profiter des bienfaits qu'un " exercice " vous apportera. Moins de 15 minutes de montée d'escalier par jour amélioreront considérablement votre santé aérobique globale et ne vous coûteront rien du tout.

Ainsi, la prochaine fois que vous vous rendez au bureau ou au magasin et que vous êtes tenté d'entrer dans un ascenseur plein, chaud et transpirant, réfléchissez un instant.

Tirez le meilleur parti de votre maison et de votre jardin

En dernière analyse, l'exercice n'est rien de plus que de faire travailler votre corps, brûler de l'énergie en utilisant vos muscles pour atteindre certains objectifs que vous vous êtes fixés.

Autrefois, lorsque le travail physique était beaucoup plus courant et important, l'homme n'avait pas vraiment besoin de s'inquiéter de ce qui est essentiellement une exigence artificielle comme moyen de brûler de l'énergie.

Aujourd'hui, le mode de vie occidental en général implique très peu de travail physique basé sur le travail, d'où la nécessité de penser à des façons de faire de l'exercice.

La gestion d'une maison et d'une maison exige du travail et des efforts, cependant, que vous le réalisiez ou non, vous faites de l'exercice chaque fois que vous essayez d'accomplir n'importe quel genre de corvées dans la maison.

Par exemple, de nombreuses femmes trouveraient fastidieux et fastidieux de passer l'aspirateur et de dépoussiérer la maison. Nettoyer les vitres, repasser et laver les vêtements ne seraient probablement pas non plus l'une des activités les plus amusantes.

Cependant, toutes ces activités représentent un exercice que vous ne savez même pas que vous faites, comme en témoigne le fait que 15 minutes d'aspiration et de dépoussiérage brûlent

40 kilocalories supplémentaires pour une femme de 40 ans qui pèse 78 kilos et mesure 165 centimètres.

Ce n'est pas beaucoup, mais cela indique que vous travaillez, et donc que vous faites une sorte d'exercice, même sans vous en rendre compte.

Tondre la pelouse, creuser dans le jardin et désherber aura un effet tout aussi bénéfique, avec quinze minutes de faire ce type d'activité brûlant plus de cinquante calories pour une même femme.

Comme le jardinage est une activité que beaucoup de gens aiment et pratiquent pendant de nombreuses heures, il y a la possibilité de faire de l'exercice sérieusement. Je soupçonne que la plupart des gens ne considéreraient jamais cela comme un exercice, ce qui le rend beaucoup plus facile à faire.

La voiture est sale ? Si c'est le cas, oubliez l'idée de l'apporter au lave-auto, car se laver les mains soi-même présente de nombreux avantages. Non seulement vous économiserez l'argent que vous auriez autrement dépensé pour laver votre voiture et vous ferez votre part pour aider l'environnement, mais vous pourrez aussi vous étirer, car vous devrez atteindre le toit de la voiture, vous courber et travailler vos muscles. Ce sont des muscles qui ne sont généralement pas utilisés lorsqu'on travaille dans un environnement de bureau sédentaire.

Dans le cas du lavage de la voiture, même à un rythme doux et agréable - après tout, ce n'est pas une course - vous brûlerez quand même 150 kilocalories par heure.

Avez-vous des enfants ou un membre de votre famille qui vit relativement près de chez vous a-t-il une famille ? Faites-leur une faveur en emmenant les enfants au parc pour une partie en douceur de tout ce que vous voulez - soccer, baseball, cricket, tennis - peu importe de quel sport il s'agit.

Le fait est que c'est bon pour vous tous, physiquement et spirituellement, cela ne coûte rien et vous donnera un grand appétit.

Tu veux aller plus vite ?

Peut-être que marcher n'est pas pour toi, alors voici une alternative.

La prochaine fois que vous monterez dans la voiture, pointez du doigt le magasin de vélo et achetez un vélo.

Pour se rendre d'un point A à un point B, le cyclisme a presque tout en sa faveur et très peu d'inconvénients.

Pour commencer, le cyclisme est un excellent exercice, en plus d'être stimulant, sociable et très amusant.

Il est respectueux de l'environnement -

aucun polluant n'est émis lors de l'utilisation de la puissance des pédales - il utilise tous les principaux groupes musculaires de la partie inférieure du corps, et donne à votre cœur une excellente séance d'entraînement ainsi.

Pour beaucoup de gens qui ne peuvent pas faire d'autres sports comme le jogging en raison de l'impact et de la pression que ce sport exerce sur leurs articulations, le cyclisme est idéal.

Comme le vélo supporte la majeure partie du poids de votre corps, l'impact sur vos articulations est considérablement réduit lorsque vous êtes sur votre vélo, donc le vélo est quelque chose que presque tout le monde peut faire.

Il brûle des calories et aide à réduire les niveaux de graisse dans votre corps aussi bien, ainsi si vous êtes intéressé à perdre du poids tout en ayant du plaisir, le vélo serait certainement un sport à considérer.

Un autre avantage du cyclisme est que la plupart d'entre nous peuvent déjà le faire, donc aucun entraînement spécial supplémentaire n'est nécessaire. Cela peut être un avantage par rapport à d'autres formes d'exercices dans lesquels une formation est nécessaire, car l'idée même de suivre un programme de formation peut vous décourager de vous impliquer dès le départ. Cependant, une fois qu'on sait faire du vélo, c'est une affaire de, une fois appris, ne jamais oublier.

Si vous voulez commencer à faire du vélo, le premier conseil est que, comme pour toutes les formes d'exercice, vous devriez commencer lentement, surtout si vous n'avez pas fait d'exercice dans un passé récent (et cette condition s'applique à un grand nombre de personnes !).

La prochaine chose que vous devez faire est de décider quel type de vélo vous voulez. Il existe de nombreux types différents, tels que les vélos de course sur route, les vélos de tourisme et les VTT.

Que comptez-vous faire sur votre vélo et où voulez-vous le conduire ? Répondez à cette question et vous saurez quel type de vélo vous convient le mieux.

Tout le monde n'a pas accès aux mêmes installations et ressources ou n'utilise pas son vélo aux mêmes fins, car ces facteurs varient d'un pays à l'autre et parfois d'une région à l'autre.

Par exemple, tout le monde ne fait pas

du vélo sur les routes, car l'un des rares inconvénients du vélo est qu'il peut être très dangereux de le faire dans de nombreux endroits, parce que le niveau de conduite des voitures et des conducteurs varie considérablement.

Dans certains pays (le Royaume-Uni en est un bon exemple), il y a de plus en plus de pistes cyclables dans certaines des plus belles régions de la campagne, vous pouvez donc décider de faire du hors route si vous avez accès à ces ressources et installations. Cela indiquera, bien sûr, la direction d'un VTT au lieu d'une machine de course sur route.

Au Japon, il est courant de voir une mère emmener deux enfants de la maternelle à l'école à vélo. Dans cette situation, un vélo de ville est la meilleure option.

Par conséquent, chacun choisira son vélo en fonction de ses besoins spécifiques, alors essayez d'établir quels sont les vôtres avant d'investir dans un vélo.

Ne soyez pas trop fier de jeter un coup d'oeil aux magasins d'occasion lorsque vous cherchez un vélo non plus. Vous trouverez des aubaines incroyables, et (comme un navigateur de magasin d'occasion avide) il est étonnant que presque tous les magasins que j'ai jamais visité semblent avoir des vélos en stock presque en permanence ! aussi, essayez les ressources en ligne comme Overstock, où vous pouvez acheter de nouveaux vélos à prix usine, ainsi que des sites d'enchères comme eBay.

Une fois que vous avez opté pour le

vélo, vous devez investir dans un équipement de base, tel qu'un casque de sécurité homologué et des lampes adaptées à votre machine (avant et arrière).

Le port d'un ensemble d'outils de base et d'une chambre à air de rechange (que vous devriez savoir changer) est une bonne idée, et le port de vêtements clairs et réfléchissants vous aidera à rester en sécurité, peu importe où vous roulez à vélo.

Au début, continuez à rouler sur un terrain relativement plat jusqu'à ce que vous ayez acquis de la résistance et de l'endurance, et soyez prêt pour des jambes très raides le lendemain de vos deux premières sorties. Cela vous indique que vous travaillez des muscles qui n'ont pas été utilisés depuis un certain temps, donc c'est une bonne chose même si ce n'est pas le cas à l'époque !

Une fois que vous avez construit à partir de ce point de départ, commencez à inclure les collines et les pentes dans les pistes cyclables que vous avez choisies, car cela augmentera le travail que vous aurez à faire en pédalant, et cela augmente considérablement les avantages aérobiques de votre entraînement cycliste.

Comme mentionné au début de cette section, le cyclisme peut être un passe-temps très sociable, et si vous voulez profiter davantage de votre vélo, pourquoi ne pas rejoindre un club cycliste local ? Il existe de nombreuses ressources en ligne où vous pouvez trouver des informations sur ces groupes, comme Cycling England, Bicycle Tours USA et Cycling News.

En outre, il y a des sites qui offrent

beaucoup d'aide et de conseils généraux
sur le cyclisme, comme la page About.com
sur le cyclisme et Why Cycle, un site basé
au Royaume-Uni qui regorge de bons
conseils et d'idées qui peuvent être
utilisés lorsque vous pédalez partout.

Submergez !

Un autre excellent sport à faible impact
que presque tout le monde peut pratiquer
est la natation.

La natation est un excellent exercice qui
met un minimum de stress sur votre corps
tout en travaillant tous les principaux
groupes musculaires de votre corps.

Parce que votre poids corporel est
toujours entièrement supporté par l'eau
lorsque vous nagez, c'est une forme
d'exercice qui n'a littéralement aucun
impact sur vos articulations, ce qui la rend
idéale pour tous.

C'est un sport qui ne nécessite que

l'équipement le plus basique - un maillot de bain (évidemment !) et des lunettes pour améliorer votre vision sous-marine et protéger vos yeux. Certaines personnes préfèrent également porter des bouchons d'oreille pendant la baignade (surtout celles qui sont sensibles aux otites) bien que cela ne soit pas strictement nécessaire.

La natation est un excellent exercice aérobique complet, car elle fait travailler tous les muscles du corps. Plus il y a de "coups" de natation (par exemple, coups à la poitrine, au dos, etc.) que vous connaissez, plus la natation vous procurera des bienfaits. En effet, les différentes actions requises pour chaque AVC nécessitent naturellement des groupes musculaires différents pour une application réussie.

Pour profiter de tous les avantages de la

natation, il faut savoir nager, mais il n'est jamais trop tard pour commencer à apprendre.

La plupart des piscines locales offrent des leçons pour tout le monde, des plus jeunes bébés aux adultes, donc il ne devrait pas être trop difficile de trouver un endroit où vous pouvez apprendre et ne soyez pas gêné de rejoindre la classe.

Vous ne serez certainement pas seul, cependant, si vous êtes du genre à être timide sur ce genre de choses, alors il devrait être possible de recevoir des cours particuliers.

Faites l'effort de réserver du temps chaque semaine pour aller vous baigner, avec vos amis ou (mieux encore) vos enfants, car cela augmentera considérablement le plaisir de ce que vous faites. Plus c'est amusant, moins ça ressemble à un vrai exercice.

Comme toujours, commencez lentement, car bien que la natation soit le sport le plus doux en termes d'impact négatif du "choc" qu'elle aura sur votre corps (il n'y en a pas), elle est quand même épuisante. Votre cœur s'entraînera sérieusement lorsque vous nagerez, même si vous ne vous en rendrez probablement pas compte, alors n'essayez pas d'en faire trop et trop vite.

Une fois que vous avez les bases en place - au moins vous savez nager - alors pour tirer le maximum de votre nouvelle compétence, vous devriez envisager de mettre en place une sorte de plan.

Sinon, il est trop facile d'entrer dans une routine, de faire le même nombre de longueurs de piscine chaque jour, et cela peut devenir fastidieux très rapidement. Quand vous le ferez, vous commencerez peut-être à vous désintéresser, vous irez de moins en moins à la piscine et il ne vous faudra pas longtemps avant d'arrêter complètement d'y aller. Et puis vous recommencez tout, sans aucun exercice.

Voici un plan général pour tirer le meilleur parti de la natation. Ce plan augmentera considérablement votre condition physique en deux périodes de quatre semaines. Chacune de ces quatre semaines consiste en trois semaines d'entraînement actif de natation suivies d'une semaine de récupération et de relaxation.

Si cela semble immédiatement effrayant ou troublant, ne vous inquiétez pas. Ce n'est pas un programme pour ceux qui ont l'intention de devenir nageurs de classe olympique ! Cependant, il est conçu pour être un programme qui apportera des augmentations notables des niveaux de forme physique dès que possible, ainsi, si c'est le but principal de l'exercice, alors c'est idéal pour vous.

Les principes fondamentaux de ce plan sont essentiellement les mêmes, cependant, plusieurs fois vous nagerez, aussi bien que les objectifs. Ce que vous allez faire, c'est améliorer votre condition physique tout en apprenant de meilleures techniques de natation, afin que vous puissiez nager plus efficacement.

C'est important, parce que devenir plus fort tout en appliquant une mauvaise technique ne va pas vraiment vous aider. Bien que l'objectif principal soit de se mettre en forme en faisant de l'exercice, l'amélioration de ses habiletés en natation est aussi un point central de ce plan.

Dans la pratique, la technique et l'aptitude vont de pair, en ce sens qu'on ne peut pas maximiser l'une sans se concentrer sur l'autre. D'un autre côté, il est tout à fait impossible de se concentrer sur les deux en même temps, et cela peut entraîner de la frustration et le sentiment que vous ne vous améliorez pas ou que vous n'allez nulle part.

Par conséquent, ce programme mélange le développement des habiletés de natation et l'exercice, mais pas en même temps.

Il s'agit d'un plan d'entraînement qui vise principalement à répondre à votre besoin général d'améliorer votre condition physique générale, mais c'est tout de même un plan d'entraînement qui est très adaptable. En d'autres termes, si votre objectif à long terme ou votre objectif va au-delà d'une simple mise en forme, vous pouvez modifier ce plan en fonction de vos besoins spécifiques.

Par exemple, si vous ne recherchez rien de plus qu'un bon entraînement aérobique, alors ce plan fonctionnera pour vous juste comme il est, parce que courir à travers le plan juste une fois augmentera considérablement votre niveau de forme physique.

Si vous voulez ensuite passer au niveau suivant, répétez simplement le programme et continuez jusqu'à ce que vous soyez satisfait.

dans votre état. Il s'agit donc simplement de maintenir cette condition avec des séances de natation régulières.

Il s'agit d'un plan systématique, vous avez donc besoin d'un crayon et d'un papier pour écrire les choses. Certains calculs sont également nécessaires, de sorte qu'une calculatrice peut également être utile. Vous pouvez aussi taper le tout sur votre ordinateur dans un document Word et utiliser la calculatrice intégrée.

Au cours de la première semaine de quatre semaines, chaque séance de formation devrait durer 45 minutes. Parmi ceux-ci, passez les 9 premières minutes à vous échauffer en vous étirant un peu au bord de la piscine, puis nagez un peu modérément. Passez les neuf minutes suivantes sur votre technique de natation, suivies de vingt-deux minutes de votre principale période d'entraînement physique. Pendant cette période, nagez vite pendant trente secondes, puis 30 secondes à un rythme moyen, puis trente secondes plus vite et enfin trente secondes de repos. Ceci est répété jusqu'à ce que la période soit terminée. Enfin, il y a une période de refroidissement de cinq minutes de nage douce.

Au cours des trois prochaines semaines, augmentez la période d'entraînement " principale " de 5 à 10 % par semaine. Cela ne se fait pas au détriment des autres sessions, donc votre temps total de piscine devrait augmenter au fil des semaines.

Décidez combien de séances de natation vous pouvez faire par semaine et suivez ce plan. Soyez aussi constant que possible, donc si vous faites cinq séances au cours de la première semaine, essayez de faire la même chose (ou aussi près que possible) chaque semaine.

Aussi, si possible, essayez d'augmenter votre période de formation "principale" à chaque séance. Si, par exemple, vous prévoyez une augmentation totale de 10 % pendant la semaine et que vous avez cinq séances écrites, commencez par une augmentation de 5 %, puis 6 % à la séance suivante, 7 % à la suivante et ainsi de suite.

Même à la fin du cycle total de huit semaines, vous ne devriez pas nager plus de 75 minutes par session au total, et je ne vous recommande pas d'augmenter votre entraînement de base de plus de 10% dans une semaine donnée. Une augmentation cible de cinq à dix minutes par semaine d'entraînement " principal " est un bon objectif.

Assurez-vous de compléter chaque "

section " de chaque séance de formation et de vous reposer jusqu'à une minute entre chaque " section " de la séance.

Dans chaque section de vos séances d'entraînement, faites tout le plus de fois possible pour ne manquer aucune partie de votre entraînement.

N'oubliez pas que ce plan est basé sur trois semaines d'entraînement actif, suivies d'une semaine de repos, puis de trois autres semaines d'entraînement et d'une semaine de repos. Assurez-vous que lorsque vous commencez chaque nouvelle période de formation de trois semaines, vous le faites à partir du moment où vous avez terminé le dernier programme de trois semaines. Si, par exemple, vous avez terminé votre dernière période de trois semaines avec une séance d'entraînement majeure

40 minutes de programme, c'est le point de départ. Vous NE recommencez PAS à zéro et bien sûr, ceci est toujours sujet à un maximum de 75 minutes par session au total.

Ce programme améliorera certainement votre condition physique simplement parce que vous faites de l'exercice régulièrement.

En termes de technique, cependant, les améliorations peuvent ne pas être aussi faciles à reconnaître par vous-même, alors c'est une bonne idée de demander l'aide d'autres personnes qui peuvent vous donner une évaluation impartiale de ce que vous avez amélioré et de ce que vous avez encore à faire sur le plan technique.

Si vous avez un ami qui est un bon nageur, ou peut-être quelqu'un qui est un expert reconnu, comme un sauveteur, serait une bonne personne pour demander de l'aide.

Sinon, votre piscine locale peut avoir un entraîneur de natation et, dans ce cas, vous pourriez réserver quelques séances de formation professionnelle afin d'identifier et ensuite "éliminer" tout défaut ou faiblesse technique.

Rappelez-vous que l'idée d'améliorer votre technique n'est pas de devenir un nageur de classe internationale ! Cependant, sans une bonne technique, vous n'obtiendrez pas non plus le maximum de bénéfices en termes de forme physique, alors ne négligez pas l'aspect technique de la natation.

Il suffit de faire ceci.... Sautez !

Le saut est une autre excellente forme d'exercice aérobique que vous pouvez faire littéralement n'importe quand, n'importe où.

Il aide à améliorer à la fois le cœur et les poumons, ainsi qu'à améliorer la souplesse, la coordination et, bien sûr, la condition physique.

Sauter peut sembler une option facile à première vue, mais vous pouvez trouver que cela peut être beaucoup plus difficile que vous ne le pensez si vous décidez de continuer à sauter pendant une certaine période de temps. Rappelez-vous que les boxeurs utilisent le saut à la corde à sauter comme partie intégrante de leurs programmes d'entraînement entre les matchs, et qu'ils ne sont généralement pas connus pour faire les choses facilement, alors vous devriez leur dire à quel point le saut à la corde est efficace comme forme d'exercice.

Le saut représente également un entraînement de haute intensité, comme l'indique le fait que vingt minutes de saut brûlent 250 kilocalories d'énergie. Il est idéal pour aider à modeler et tonifier le bas du corps, en particulier les mollets, les hanches, les cuisses et les fesses.

En fait, sauter est directement comparable à courir à 12 km/h pour ce qui est de l'énergie consommée, mais comme il s'agit d'une activité qui implique un niveau d'impact inférieur à la course, elle est beaucoup plus douce sur les articulations et moins susceptible de causer des blessures que de frapper les trottoirs ou d'utiliser une machine à courir.

Cependant, sauter implique évidemment de sauter de haut en bas et donc certaines conséquences doivent être prises en compte. Il est donc nécessaire de prendre quelques précautions élémentaires et raisonnables.

Par exemple, vous devez vous assurer d'avoir une corde dont la longueur correspond à votre taille.

Pour le tester, tenez-vous sur la corde à mi-chemin et soulevez les poignées à chaque extrémité. Si la corde est de la bonne longueur, le point où la corde et les poignées se rencontrent doit être au niveau des aisselles.

Si elle est trop courte, il faut une corde

plus longue. Cependant, s'il est trop long, il suffit de le raccourcir artificiellement en faisant des nœuds dans la corde aussi près que possible des poignées. C'est une bonne idée si plus d'une personne utilise la même corde.

Lorsque vous sautez, vous pouvez également réduire les effets potentiellement néfastes de l'impact à l'atterrissage en portant des chaussures à semelles rembourrées et en essayant de sauter sur des surfaces qui ont quelque chose à "céder" sur elles.

Par exemple, sauter sur un plancher de bois (qui a un peu de "flex") sera mieux que sauter sur une tuile ou un plancher de béton.

Pour la plupart d'entre nous, la dernière fois que nous avons sauté, c'était probablement il y a plusieurs années, alors au cas où vous l'auriez oublié, voici les bases de la façon de sauter pour profiter au maximum de l'exercice :

- Levez-vous mais détendez-vous en faisant cela et essayez de respirer normalement.

- Gardez vos coudes au niveau de la taille, mais vos bras doivent s'étendre latéralement à un angle d'environ 90 degrés par rapport à votre corps.

- Vous devez perfectionner un mouvement circulaire du poignet pour faire tourner la corde à sauter.

- Saisissez les poignées de la corde sans les serrer et utilisez vos pouces et vos index pour contrôler la corde.

- Sautez des boules de vos pieds et essayez d'amortir votre atterrissage (qui devrait être de retour sur les boules de vos pieds) en fléchissant vos genoux.

Ce n'est pas la compétition olympique de saut en hauteur ! Vous n'avez qu'à sauter assez haut pour permettre à la corde de passer sous vos pieds. Si vous pouvez le faire avec succès, faire environ 60 tours par minute (c.-à-d. un tour par seconde) devrait être un objectif initial réalisable.

Il vous faudra un peu de pratique, mais une fois que vous aurez maîtrisé ces concepts de base, vous voudrez peut-être commencer à faire quelques figures et à sauter des acrobaties, à la fois pour rendre votre séance un peu plus intéressante et aussi pour montrer vos nouveaux talents !

Croyez-le ou non, selon le site de la Fédération internationale de saut à la corde, il y a plus d'une centaine de tours de corde simples que vous pouvez apprendre, y compris les favoris tels que le "double rebond", le "skieur" et la "cloche" :

Le saut à la corde est une forme d'exercice très simple mais extrêmement efficace que n'importe qui peut faire n'importe où. Ne sous-estimez pas vos avantages simplement parce que vous n'avez pas sauté sur une corde une seule fois depuis le jour où vous avez quitté l'école !

Étirer, plier et tonifier

Jusqu'à présent, tous les formats d'exercices que nous avons considérés se sont concentrés sur le côté aérobique de l'exercice, faisant des activités qui brûleront l'énergie tout en travaillant le cœur et les poumons un peu plus fort.

Cependant, tous les exercices ne sont pas nécessairement aérobiques, car il existe de nombreux exercices qui mettent davantage l'accent sur la tonification et le modelage du corps, tout en augmentant la souplesse et la flexibilité.

De tels exercices ne sont pas moins bénéfiques que les exercices aérobiques que nous avons vus jusqu'à présent, et vous serez peut-être surpris de voir combien de façons il est possible de pratiquer ces exercices sans faire trop d'efforts évidents.

Commençons maintenant à examiner certains de ces exercices.

Commençons par le.... Yoga

Le yoga est pratiqué dans le monde entier depuis environ 5 000 ans et est un exercice actif qui consiste essentiellement en une combinaison de positions, de postures et de postures. Ensemble, ils amélioreront votre force et votre souplesse tout en diminuant votre niveau de stress et en calmant votre "moi intérieur".

Bien qu'aux fins de ce livre, nous nous concentrons sur le yoga comme forme d'exercice, le yoga est, en fait, beaucoup plus que cela. C'est un mode de vie complet, qui rassemble l'esprit, le mental et le corps de l'homme dans un système unifié de croyances et d'actions.

Il y a plusieurs types ou branches de yoga, avec les exercices que nous allons voir (connus sous le nom de'Asanas') faisant partie de la branche yogique appelée Hatha Yoga (qui signifie yoga forcé) qui est particulièrement populaire en occident.

Les exercices de yoga sont composés de nombreuses asanas, qui ont toutes différents degrés de difficulté en termes physiques. Cependant, le degré de difficulté physique n'est qu'une partie de l'histoire, parce que beaucoup de postures yogiques se concentrent moins sur la nature physique de la postulation en question, et beaucoup plus sur l'aspect spirituel.

Par exemple, la pose ou la position qui semblerait être la moins exigeante physiquement est la pose du cadavre ou " shava-asana ". Pour ce faire, l'élève doit s'allonger sur le dos, les mains sur les côtés.

Sur le plan physique, cela ne pourrait pas être plus facile, mais le fait est que ce que vous essayez vraiment de faire, c'est de rendre le corps et l'esprit tout entier totalement calme et détendu. Sans cette immobilité totale, le rasage asana n'est pas vraiment complet, selon la pensée yogique.

Bien qu'il ne soit pas si difficile de garder votre corps complètement immobile, faire la même chose avec votre esprit est beaucoup plus difficile, au point que beaucoup de gens trouveraient tout sauf impossible. Il est donc extrêmement facile d'essayer la'shava-asna', mais ce n'est certainement pas le cas de la réaliser correctement.

Des exercices inhabituels auxquels vous n'avez jamais pensé

Comme nous l'avons déjà suggéré, il est aussi important de se concentrer sur la tonification du corps que de brûler de l'énergie par des exercices aérobiques.

Cependant, il y a plusieurs parties du corps que la plupart d'entre nous ne considèrent jamais comme ayant besoin d'exercice.

Tout votre corps a besoin d'exercice si vous voulez que les différentes parties de votre corps restent en parfaite condition.

Dans cette section, je vais examiner certaines des parties du corps qui sont le plus souvent négligées, et comment vous pouvez les exercer en utilisant des activités quotidiennes simples et directes.

> ### *Exercez le visage*

Il est presque certain que votre visage est une partie de votre corps que vous n'avez jamais envisagé de faire de l'exercice.

Mais vous en avez besoin, surtout si vous voulez ouvrir vos traits, enlever les rides de la peau et obtenir une expression plus claire et plus jeune.

L'exercice du visage consiste à utiliser les muscles du visage qui sont moins utilisés dans la vie quotidienne, car cela renforce ces muscles et donc le visage devient plus souple et expressif.

Avant de commencer ces exercices, vous devriez vous regarder longuement dans le miroir pour décider sur quels exercices vous devriez vous concentrer personnellement. Si, par exemple, vous êtes naturellement un froncement de sourcils, alors ne vous embêtez pas avec l'exercice de froncement des sourcils. Concentrez-vous plutôt sur le sourire ou les clins d'œil, par exemple.

Voici quatre exercices faciaux extrêmement faciles et indolores que vous pouvez commencer à faire dès maintenant :

Sourire : Paraphraser une phrase de Casablanca, "Tu sais sourire, n'est-ce pas ?". Si ce n'est pas le cas, voici comment le faire pour tirer le meilleur parti du sourire.

La tête droite mais détendue, pressez

vos joues vers le haut tout en étendant vos lèvres sur vos dents en même temps.

Maintenez la position pendant quelques secondes, puis détendez-vous et répétez l'opération. Faites-le 15 à 20 fois par séance et essayez de le faire au moins une fois par jour.

Essayez de sourire aux autres plus souvent aussi. Vous serez peut-être surpris de constater à quel point vous vous sentez mieux spirituellement, et les réponses que vous obtiendrez vous feront plus que justifier le petit effort que cela implique.

Le froncement des sourcils : Dans cet exercice, vous commencez la tête droite mais détendue, mais cette fois-ci, vous allez resserrer les muscles du front et baisser les sourcils en même temps.

Maintenez le froncement de sourcils pendant quelques secondes, puis relâchez-le, et faites l'exercice 15 à 20 fois par séance.

C'est un exercice qui ne doit être fait qu'avec modération, car la surutilisation de ces muscles en faisant cet exercice trop régulièrement ou peut souvent conduire au développement de rides et ridules indésirables du visage.

Lacet : Avec la tête dans la position (déjà) traditionnelle verticale et détendue, tourner légèrement la tête d'un côté de façon à ce qu'un œil soit légèrement poussé vers l'avant. Fermez l'œil le plus proéminent et gardez-le fermé pendant une seconde ou deux. Ouvrez de nouveau l'œil et répétez l'opération 15 à 20 fois avec le même œil.

Ensuite, tournez la tête de l'autre côté de façon à ce que l'œil opposé soit au premier plan, et répétez tout le processus avec cet œil.

Encore une fois, vous ne voulez probablement pas exagérer dans cet exercice particulier, car cela peut entraîner la formation (ou l'accélération) de fines rides et ridules dans les coins des yeux que l'on appelle communément " rides du rire ".

De plus, je recommanderais que cet exercice soit fait dans un endroit privé, parce que le faire en public ou avec des gens que vous ne connaissez pas autour de vous pourrait leur donner une idée complètement fausse.

Soubresauts de langue : Il s'agit d'un exercice que vous ne devriez faire qu'en privé ou avec des gens que vous connaissez. Bien qu'un clin d'œil à des inconnus puisse vous attirer beaucoup d'attention non désirée, il est beaucoup plus susceptible de vous gifler ou de vous frapper dans le nez, alors faites attention où et quand vous décidez de faire cet exercice !

Commencez par la position détendue mais droite de la tête et pincez légèrement les lèvres. Ensuite, retirez votre langue de votre bouche (oui, comme lorsque vous étiez enfant) et enlevez-la.

En supposant que vous ne marchez pas régulièrement en tirant votre langue vers les gens, c'est une action que les muscles à l'arrière de votre langue entreprendront rarement. Alors que votre langue a l'habitude de bouger de haut en bas et d'un côté à l'autre à l'intérieur de votre bouche pendant que vous mangez ou parlez, cette " poussée de l'arrière vers l'avant " utilise les muscles d'une manière à laquelle ils ne sont pas habitués.

Répétez cet exercice 15 à 20 fois par séance.

➢ *Exercices pour les pieds et les jambes*

Si vous avez voyagé sur un vol long-courrier ces derniers temps, vous savez probablement que bon nombre des grandes compagnies aériennes font preuve de sécurité.

des vidéos qui soulignent l'importance de bouger vos pieds et vos jambes pendant le vol. Ceci afin de contrer le risque accru de thrombose veineuse profonde qui peut vous obliger à passer plusieurs heures dans une cabine pressurisée.

De même, de plus en plus de personnes passent la majeure partie de leur journée de travail assises et n'utilisent donc pas leurs jambes autant qu'elles le devraient.

Parfois, ils vont aux toilettes et sortent peut-être du bureau pour déjeuner, alors ils ne sont pas totalement inactifs, mais ils n'utilisent certainement pas leurs jambes et leurs muscles lombaires autant qu'ils le devraient.

Comme les vidéos que vous voyez dans les avions, je vais vous montrer plusieurs façons de faire travailler vos muscles même lorsque vous êtes assis.

Croiser les jambes : Cet exercice est exactement ce à quoi il ressemble, mais comme le suggèrent les vidéos de sécurité dans l'avion, même bouger vos jambes et vos pieds en position assise peut stimuler la circulation sanguine et l'activité musculaire dans vos jambes.

Par conséquent, il s'agit simplement de s'asseoir sur sa chaise, de se détendre, puis de croiser une jambe vers le haut et au-dessus de l'autre. Maintenez cette position de fin de course pendant moins d'une seconde - dans ce cas, c'est l'action et le mouvement qui sont importants, et non la position de fin de course - puis revenez à la position initiale détendue.

Faites la même chose 15 à 20 fois, puis répétez l'opération pour l'autre jambe.

- Balançoire : Cet exercice est presque un prolongement du mouvement de franchissement que nous avons utilisé dans le dernier exercice.

Après avoir croisé les jambes, vous devez balancer le pied vers l'avant en haut puis vers l'arrière dans un mouvement pendulaire.

Les muscles de l'arrière des jambes se contractent et se dilatent à l'effort pour élever le pied, ce qui stimule les muscles et augmente la circulation sanguine dans les jambes.

Comme toujours, répétez 15 à 20 fois pour chaque jambe, et essayez de ne pas le faire dans un environnement où vous risquez de donner des coups de pied aux autres pendant l'exercice.

L'émerillon : C'est facile, mais efficace

pour garder vos mollets et vos chevilles, en particulier, en bonne forme.

Vous pouvez aussi le faire assis sur votre chaise ou sur le sol de votre maison, les jambes tendues devant vous.

Tout ce que vous avez à faire est de tourner vos pieds vers les chevilles pour que les orteils des deux pieds se pointent l'un vers l'autre, puis de faire demi-tour pour que les talons fassent la même chose. Répétez cet exercice autant de fois que vous le souhaitez (au moins 20 fois) et utilisez cet exercice chaque fois que vous êtes assis pendant de longues périodes pour "refroidir" vos jambes.

Conseil, toucher : Même en tapotant vos orteils sur le sol, vous garderez vos pieds, vos chevilles et vos mollets actifs et vous vous assurerez que vos muscles sont stimulés pour stimuler la circulation sanguine dans les jambes inférieures.

Que vous portiez des chaussures au bureau ou que vous soyez assis pieds nus à la maison, il vous suffit de soulever vos orteils gauches du sol et de les frapper deux ou trois fois. Reposez-vous un moment - vous ne devriez pas avoir besoin de beaucoup de temps, car ce n'est pas fatigant - et répétez ensuite. Faites ceci 15 à 20 fois avec le même pied, puis répétez l'exercice avec le pied opposé.

C'est un exercice qu'il vaut mieux faire avec de la musique !

> ### *Exercices pour le dos et les fesses*

Changez et soulevez : C'est un exercice que vous pouvez faire pour renforcer les muscles du bas du dos et des fesses (en particulier) en position assise. Par conséquent, c'est quelque chose qui peut être fait même pendant que vous êtes au travail, bien qu'étant donné la nature de l'élément " levage " de l'exercice, je ne vous recommanderais pas vraiment de le faire en parlant à d'autres personnes dans le bureau, par exemple. Je pourrais leur faire croire que quelque chose ne va pas chez toi.

Cependant, il s'agit d'un excellent exercice pour réduire la raideur ou la douleur qui peuvent résulter d'une position assise dans la même position pendant une longue période de temps, et il renforce également ces muscles.

Pendant que vous êtes dans votre fauteuil, détendez-vous, puis pressez le muscle dans une fesse et tenez-le pendant quelques secondes, en le soulevant légèrement pendant que vous le faites.

Détendez-vous, puis répétez. Faites ceci 15 à 20 fois par fesse.

Hip Swing : C'est un excellent exercice à faire si vous restez debout pendant un certain temps, car il soulage la tension dans vos jambes et stimule la circulation sanguine.

le flux sanguin à travers toute la partie inférieure de votre corps. Il aide également à éviter les douleurs lombaires qui affligent certaines personnes si elles sont obligées de rester debout pendant une longue période.

En position debout, laissez votre genou droit se détendre et s'adoucir, tout en poussant votre hanche gauche d'un côté.

Tirez la hanche vers l'arrière et répétez la
même action 15-20 fois.

Ensuite, laissez votre genou gauche se
plier et se détendre, et forcez votre
hanche droite à sortir de la même façon.

- Levage : Prenez un sac - un
  sac en plastique du supermarché ou
  toute autre chose qui a des
  poignées adéquates pour le
  soulever fera l'affaire.

Mettez un peu de poids dans le sac -
encore une fois, peu importe ce que c'est,
à condition qu'il pèse au moins quelques
kilos (les bouteilles d'eau sont idéales
pour cela, car vous savez qu'une bouteille
d'un litre pèse presque exactement un
kilo).

Tenez votre bras droit vers le bas d'un côté, pliez les genoux jusqu'à ce que vous puissiez atteindre le sac sur le sol, puis soulevez-le en étirant vos genoux vers le haut. Soulevez jusqu'à ce que vos jambes soient à nouveau droites, maintenez la position "debout" pendant quelques secondes, puis remettez le sac sur le sol en pliant les genoux une dernière fois.

Répétez 15 fois sur un côté de votre corps, puis répétez de l'autre côté.

Cet exercice est excellent pour renforcer le bas du dos, les fesses et les hanches, mais aussi pour maintenir vos bras et vos cuisses en bonne forme.

- Fais-nous hausser les épaules : C'est un exercice qui aide non seulement à garder le bas du dos fort, mais c'est aussi un moyen efficace de relâcher la tension qui peut s'accumuler dans les épaules et le cou. Il vous aidera à garder vos muscles des bras et des épaules tonifiés et en forme en même temps.

On peut aussi le faire debout ou assis.

Où que vous soyez, levez simplement vos épaules vers vos oreilles avec le mouvement classique de haussement d'épaules, puis levez vos avant-bras à une position où ils sont parallèles au sol et tournez vos paumes vers l'extérieur.

Enfin, inclinez votre tête d'un côté et tournez-la légèrement par rapport à votre cou, puis maintenez cette position finale pendant quelques secondes. Retournez au début et recommencez, mais cette fois-ci, inclinez la tête de l'autre côté avant de tourner.

Conclusion

Très peu de gens ignorent complètement que l'exercice est bon pour eux.

Le problème, c'est que pour beaucoup de gens, même lorsqu'ils le savent, l'idée d'avoir à s'inscrire dans un gymnase et à passer par la déchiqueteuse physique pour se mettre en forme est totalement désagréable.

Par conséquent, ils ont choisi d'ignorer le fait que leur condition physique se détériore et de continuer leur vie exactement de la même façon qu'avant, à moins qu'un événement ne se produise qui les fasse changer.

Ce que j'espère que vous comprenez maintenant après avoir lu ce livre, c'est que vous n'avez pas besoin d'attendre d'avoir commencé à faire de l'exercice avant de prendre des mesures. Il y a littéralement des douzaines d'occasions de travailler une partie de votre corps chaque jour de votre vie, et tout ce que vous avez à faire pour commencer à faire de l'exercice est de reconnaître ces occasions.

L'exercice ne devrait pas non plus automatiquement être synonyme de travail acharné, de monotonie et de douleur.

Comme vous l'avez vu, des activités simples comme la marche et la montée d'escaliers peuvent s'intégrer rapidement et presque parfaitement dans votre vie quotidienne, mais les avantages de ces deux activités peuvent être énormes.

L'essentiel est qu'il n'y a aucune excuse pour ne pas commencer à faire de l'exercice dès maintenant, et tout ce que vous devez savoir pour le faire est contenu dans ce livre.

Il n'y a pas de meilleur moment pour commencer à faire régulièrement de l'exercice que cette seconde, alors mettez vos chaussures, allez faire une longue marche et prenez le temps de penser à toutes les autres façons dont vous allez faire de l'exercice une partie intégrante de votre vie à partir de maintenant.

Rappelez-vous simplement que tout ne se passera pas du jour au lendemain et qu'il vous faudra du temps avant de voir un changement dans votre vie pour le mieux.

Maintenant oui, je vous souhaite le meilleur dans vos résultats, et rappelez-vous que tout est pratique ; la théorie sans l'action ne vous est d'aucune utilité. Il apporte tout ce que vous apprenez dans la vie réelle.

Un gros câlin, ton amie Jessy !

D'ailleurs, lorsque vous obtiendrez vos résultats petit à petit, je vous recommande vivement, si vous voulez en savoir plus sur les méthodes de perte de poids, mon livre, sur "COMMENT FAIRE LE RÉGIME CÉTOGÉNIQUE SANS ARRÊTER DE MANGER", est un livre qui je suis sûr vous aidera beaucoup sur votre chemin vers "la bonne santé". Sans plus attendre, vous pouvez le trouver dans le moteur de recherche Amazonien, comme : "Comment faire le régime cétogène sans arrêter de manger" ou chercher mon nom, comme : "Jessy M. Brown".... Encore une fois, je vous souhaite beaucoup de succès dans vos résultats !